AF461002

LA MÉDECINE DES AMES

DU MÊME AUTEUR

Les habitués des prisons de Paris, in-8°, avec nombreuses figures et planches. (Avec préface du Dr Lacassague de Lyon.) .... 10 fr.

L'amour morbide, in-12, 3e édition. 3 fr. 50

Les suggestions criminelles, in-8°. (Avec portraits)...................... ..... 2 fr. 50

L'anthropologie criminelle, in-8°. (Avec portraits, 2e édition) .... 5 fr.

L'année criminelle. 1891. (Avec portraits. Préface de G. Tarde), in-12, 2e édition .... 3 fr. 50

L'année criminelle. 1892. (Avec portraits. Préface de Garraud) .... 3 fr. 50

Les maladies des prisonniers, in-8°, avec planches....................... 4 fr.

Le nicotinisme, in-12, avec portraits (couronné par la Société contre l'abus du tabac. Traduit en espagnol) in-12.. 3 fr. 50

Guide pratique pour le traitement des névroses, in-16. Cartonné à l'anglaise. 3 fr.

Les Bisexués, in-8°, avec planches.. 5 fr.

Psychopathia sexualis du prof. R. von Krafft-Ebing. Traduction française en collaboration avec M. Sigismond Csapo.

Traité pratique de médecine. 6 gros vol. in-8°. En collaboration avec M. Samuel Bernheim.

Dr Emile LAURENT

LA MÉDECINE

DES AMES

Mens sana in corpore sano.

PARIS

A. MALOINE, ÉDITEUR

91, Boulevard St-Germain

1894

MANUEL PRATIQUE

DE

DIAGNOSTIC

ET DE

PROPÉDEUTIQUE

Édition française profondément modifiée et considérablement augmentée

AVEC 78 FIGURES ET UNE PLANCHE HORS TEXTE

PAR LE

Docteur J. TOISON

Professeur suppléant à la Faculté libre de médecine de Lille, chargé du cours d'histologie, Médecin du dispensaire Saint-Camille, Membre de la Société des Sciences médicales, de la Société anatomo-clinique, etc.

1 vol. in-8. de 450 pages, avec 78 fig. et une planche, 1890.

Prix.............. **6** fr.

PRÉCIS THÉORIQUE ET PRATIQUE DE NEURO HYPNOLOGIE

ÉTUDES SUR L'HYPNOTISME ET LES DIFFÉRENTS PHÉNOMÈNES QUI S'Y RATTACHENT

Physiologie, Pathologie, Thérapeutique, Médecine légale

PAR LE

Dr Paul JOIRE

Ancien interne des Hôpitaux,
Ancien médecin-major.

1 vol. in-18, 1890.

Prix.. . ... **4** fr.

RABELAIS MÉDECIN

NOTES ET COMMENTAIRES

PAR LE

Docteur Félix BRÉMOND

TOME I

GARGANTUA

Avec portrait à l'eau forte, fac-similé de l'écriture de Rabelais, figures anatomiques.

In-18, 1879.

Prix................ **3** fr.

TOME II

PANTAGRUEL

Avec une préface de M. le docteur HAHN, bibliothécaire en chef de l'Ecole de médecine et un Portrait.

In-18, 1888.

Prix................ **3** fr.

Typ. Ed. Monnoyer. — 1894.

PRÉFACE

Quand un homme un peu affiné a exercé pendant un certain temps la médecine, son cœur finit par s'emplir d'une immense pitié et d'une immense miséricorde pour ses semblables. Il en a tant vu souffrir, torturés par la maladie! Il en a tant vu redevenir pusillanimes et faibles comme des enfants, trembler et gémir aux approches de l'inexorable mort !

Aussi, il a beau se donner tout entier à la science et parcourir en trébuchant ses sentiers austères, l'œil perdu dans la lentille d'un microscope à la recherche de l'infiniment petit, ou bien concentré sur lui-même, penché sur le double abîme de sa pensée et de son cerveau, il ne peut rester indifférent à tant de misères et à tant de douleurs. Son âme s'attendrit devant la souffrance humaine.

Il devient indulgent, pardonne toutes les faiblesses, comprend toutes les défaillances. Il cherche à se rendre secourable, à soulager et à consoler, à voiler aux yeux du moribond la mort qui approche, à lui adoucir l'amertume des derniers moments. Tous les artifices lui sont bons pour soutenir l'espérance et le courage du malheureux qui souffre et va quitter la vie. Qu'importe s'il rompt un instant avec les dogmes sévères de la science, s'il guérit ou soulage comme une nourrice console un petit enfant, comme un sorcier ou une somnambule. Les premières fois, il lui semblera se rabaisser à ses propres yeux; mais, en face du bien accompli, d'un malade consolé, d'un hypocondriaque ou d'un obsédé guéris, une joie très douce l'envahira. Comme le poète latin, il se dira : *Homo sum et nil humani a me alienum puto.* Il se laissera guider par la pitié et ce sera un admirable thérapeute qui fera plus pour le bonheur des hommes qu'un grand savant ou un grand philosophe.

C'est ce sentiment de miséricordieuse pitié, en face des misères et des souffrances de mes semblables, qui m'a décidé à écrire ce petit livre. J'y ai donné pour objectif au médecin un seul but : la guérison ou au moins le relèvement moral du malade qu'il est appelé à soigner. J'ai laissé de côté les procédés de la thérapeutique médicamenteuse qui sont connus. Je ne me suis arrêté qu'aux procédés moins connus et surtout moins en usage de la médecine spirituelle, de la thérapeutique suggestive et particulièrement de la suggestion vigile.

J'emploie souvent, dans les lignes qui vont suivre, le mot *âme*. Je ne l'entends point dans le sens des philosophes spiritualistes. Je n'ai pas d'opinion arrêtée sur la nature et les origines de la pensée. Ame ou esprit, *spiritus ou anima*, νοῦς ou ψυχή, peu m'importe ! Quand je dis âme, esprit, pensée, je veux simplement dire partie intelligente de l'individu. En recommandant la prière comme moyen thérapeutique, je ne l'ai, bien entendu, envisagée que comme une forme de la suggestion vigile. Peu importe par conséquent, la nature de la divinité à laquelle la prière s'adresse. Il suffit que le sujet croie en la toute puissance du dieu qu'il implore.

Dans une vue hautement philanthropique, je n'ai pas craint de conseiller la prière et ses différentes formes comme procédés de guérison pour ceux qui croient. Certes je n'ai pas oublié les crimes odieux dus au fanatisme religieux : les Romains se précipitant au Colisée pour assister au déchirement des Chrétiens par les fauves ; les populations chrétiennes du moyen-âge dansant, joyeuses, aux abords du bûcher où expirait la sorcière ou l'hérétique ; les bûchers de la sainte Inquisition embrasant l'Espagne. Certes je n'ai pas oublié les haines et les guerres religieuses : les disciples du Christ et ceux de Mahomet engageant une lutte inexpiable, aussi bien sur les rives du Jourdain que sur celles du Chéliff, aussi bien dans les plaines du Danube que sur les sierras espagnoles.

Et pourtant si on nous annonçait la venue d'un nouveau messie, le messie attendu des pauvres et des misérables, le messie qui prêchera l'union et la concorde, enseignera des dogmes purement moraux ! Ah ! qu'il vienne des monts inaccessibles de l'Himalaya ou des bouches enflammées du Gange, des déserts de l'Arabie où brûlent les sables stériles sous des cieux d'airain ou bien des vallons charmants où les lis croissent au bord du lac de Génésareth, qu'il s'appelle Confucius ou Boudha, Mahomet ou Jésus, il sera le Sauveur des hommes, le Rédempteur du monde. Si sa personnalité dégage un altruisme assez puissant pour vaincre et terrasser l'égoïsme, si de sa bouche sortent des paroles de charité assez fortes pour renouer et cimenter d'une façon indissoluble entre les hommes l'adorable lien d'amour qu'ils n'auraient jamais dû rompre, si sa devise est : paix et félicité, il révolutionnera la surface de la terre. Et, pendant que les riches et les méchants trembleront dans leurs maisons, les bons et les humbles iront à sa rencontre à la porte des villes, ils jetteront des rameaux verts sur son passage pour que la poudre des chemins ne souille pas ses pieds, ils crieront : Hosannah ! Gloire au Messie d'amour ! Hosannah ! Gloire à celui qui vient sauver le monde !

24 juin 1894.

PREMIÈRE MÉDITATION

POUR LES GENS DU MONDE

COMMENT IL FAUT CHOISIR SON MÉDECIN

I

Voilà certes une question des plus délicates et en même temps des plus importantes. Bien des personnes ne se donnent pas la peine de réfléchir sur le choix du médecin qu'elles font appeler, quand elles sont malades. Pourtant la chose, il me semble, vaut bien qu'on y prenne garde.

On ne confie pas sa bourse au premier individu venu, fût-il banquier ou notaire; on prend ses précautions. N'est-il pas absurde de n'en prendre aucune ou très peu quand on confie sa vie à un médecin? Faut-il donc admettre que bien des gens estiment leur vie moins précieuse que leur argent ! Vraiment on pourrait le croire. Les gens du Panama qui ont dilapidé un milliard, ont soulevé un tolle d'indignation et de colère. Koch a tué avec sa tuberculine plusieurs milliers de personnes, ou au moins il a abrégé singulièrement leurs jours : on a à peine protesté, et personne ne songe à réclamer la mise du savant allemand sous les verrous.

Il faut choisir un médecin et, autant que possible, une fois qu'on l'a choisi, le garder. Il y a pour cela différentes raisons.

D'abord, en ayant un médecin attitré, vous êtes connu de lui et vous avez bien plus de chances de le voir accourir rapidement quand vous avez besoin de ses soins. On a beau être médecin et par conséquent philanthrope, il n'en existe pas moins des heures de fatigue et de mauvaise humeur où l'on envoie assez volontiers promener l'importun qui vient vous déranger au milieu de votre repas ou de votre sommeil.

Le pauvre diable éconduit se voit obligé d'aller sonner de porte en porte. Heureux encore quand il réussit à trouver quelqu'un.

S'il s'agit d'un client fidèle, le médecin qui aime ses clients, se fera peut-être un peu tirer l'oreille ; mais, en insistant, on le décidera vite à remettre ses souliers et son chapeau.

C'est si important d'avoir le médecin rapidement quand on est malade. Si le cas est bénin, il rassure et console ; si le cas menace d'être grave, combien il aura plus de chances de lutter avec succès contre une maladie qui cherche une porte d'entrée dans l'organisme que contre une maladie installée déjà depuis plusieurs heures. Il est bien plus facile et bien plus court de prévenir une maladie que de la traiter et de la guérir.

Et puis, croyez-vous que le malade n'aime pas mieux se trouver en face d'un visage sympathique et ami qu'en face d'un inconnu qui lui inspire plus ou moins de confiance. Il ne saurait croire et espérer en celui-ci qu'il voit pour la première fois comme en celui-là qui est presque l'ami de la famille. Il ne s'épanchera pas avec autant de liberté; il n'osera point dire peut-être tout ce qu'il serait utile de connaitre pour permettre d'instituer un traitement sérieux et rationnel.

Enfin, votre médecin connait vos habitudes, vos susceptibilités et vos préférences, votre tempérament comme on dit vulgairement. Il sait que tel ou tel médicament vous réussit admirablement dans telle ou telle circonstance, alors que tel autre vous incommode au lieu de vous soulager. Il s'ingéniera à vous guérir sans trop contrarier vos goûts et vos habitudes, car il ne faut point qu'on voie dans le médecin un importun qui avive les souffrances des malades, en les privant de tout ce qui leur plait, en les forçant à absorber une foule de drogues qui leur répugnent. Le médecin ne doit pas être cet empêcheur de danser en rond. Il doit simplement être un conseiller doux et patient, tâchant de concilier les exigences du traitement avec celles du malade.

Voilà quelques-unes des raisons pour lesquelles il faut choisir un médecin et le garder.

II

Mais comment faudra-t-il choisir son médecin ?

Le prendra-t-on jeune ou vieux ?

Généralement, on n'aime pas à être soigné par de tout jeunes gens qui débutent. On les croit ou légers ou inexpérimentés. Cela n'est point vrai dans tous les cas, il s'en faut de beaucoup ; mais la prévention n'en existe pas moins.

Or, il faut que le malade ait pleinement confiance en son médecin. Par conséquent, il vaudra mieux ne pas le choisir tout jeune et attendre qu'il ait déjà exercé pendant quelques années, qu'il ait fait ses preuves, comme on dit, et qu'il ait commis les petites maladresses qui nous attendent tous au début de notre délicate profession ; qu'il soit devenu prudent et circonspect, un vrai praticien en un mot. Un médecin de trente-cinq à quarante ans est généralement un bon médecin, un habile thérapeute, très familiarisé avec la pratique de son art, sachant guérir et surtout consoler.

Quelques personnes préfèrent s'adresser à un médecin âgé. Sans doute, si ce médecin les soigne depuis de longues années, elles auraient grand tort de le quitter ; j'ai dit pourquoi. Mais c'est une grave erreur de croire qu'un vieux médecin est plus expérimenté qu'un jeune. C'est bien souvent le contraire. A moins de rester un travailleur et un studieux, le médecin qui renonce à la science pour se consacrer entièrement à la pratique, à la clientèle, ignore les nouvelles découvertes, les jeunes méthodes qui révolutionnent et transforment la thérapeutique. Il s'enferme dans un cercle routinier de plus en plus étroit, à mesure qu'il vieillit.

Et puis un vieux médecin a sa clientèle, composée d'amis. A ceux-là vont toutes ses sympathies et toutes ses préférences ; ce sont ses fidèles ; il est toujours prêt à se déranger pour eux ; il a même un réel besoin de les voir, de causer avec eux, et, s'ils ne sont point malades, il ne dédaigne pas de venir s'asseoir de temps en temps à leur table. Il accueillera sans doute les nouveaux venus, mais sans enthousiasme, un peu comme des gêneurs.

Au contraire, le jeune médecin qui débute ou dont la clientèle n'est pas encore complètement assise, se montrera plus empressé, plus sympathique, plus dévoué même. Il cherchera à s'attacher ces nouveaux venus qui grossiront son petit noyau de clients sérieux et fidèles. Il deviendra leur médecin. Son activité et son dévouement se dépenseront surtout à leur profit. Ils seront toujours les premiers visités et avec le plus d'attention.

— « Pourtant, me disait, ces jours derniers, une dame de mes clientes, un vieux docteur offre des avantages, pour un vieux mari, par exemple, qui lui confie sa jeune femme, ou bien pour une mère qui lui confie ses filles. »

— « Hélas ! madame, quelle erreur est la vôtre et combien grande !

« Je reconnais avec vous que pour être médecin on n'en est pas moins homme. Il arrivera peut-être quelquefois que, contrairement aux préceptes de cette vieille bête d'Hippocrate qui a tout vu, même les microbes, un praticien, trop nerveux ou trop sensible, s'attardera à des pensées peu convenables et indignes d'un homme de science.

« S'il est jeune, il sera prudent et circonspect. Soyez persuadée, Madame, qu'il ne laissera rien transparaître des sentiments qui l'agitent. Il sera bref dans son interrogatoire comme dans son examen, comprenant à demi-mot, s'expliquant de même. Puis il partira discret et sévère. Peu vous importe qu'il coure ailleurs apaiser l'orage qui l'agite. Vous n'aurez rien vu, rien su ; la pudeur aura été sauvegardée, ainsi que la dignité du médecin.

« S'il est vieux, il en sera tout autrement. Car, si vieux qu'il soit et si rarement qu'il s'embarque pour Cythère, il doit bien lui arriver encore quelquefois d'essayer de fredonner la chanson de Monsieur et Madame Denis. Il sera heureux, en son for intérieur, de trouver une occasion de se ragaillardir. Il se figurera que son âge lui permet de friser l'inconvenance. Il posera les questions les plus indiscrètes, il insistera, demandera à voir, à toucher peut-être. Il risquera des sourires, des plaisanteries équivoques.

« Il ne faut pas croire que la sagesse nous vienne toujours avec les années. C'est bien souvent le contraire.

« Je pourrais citer un prince de la science qui a passé sa vie à étudier et à classer les faiblesses des autres. En ce moment, bien qu'il ait atteint un âge canonique, il se conduit comme un galopin, absolument toqué d'une gigolette qui le roule et amuse la galerie aux dépens de ses cheveux blancs.

« Si vous ne voulez pas obliger vos filles à rougir, madame, ne les menez pas trop souvent chez de vieux médecins. »

III

Donc, pour les raisons que je viens d'exposer, il vaut mieux choisir un jeune médecin qu'un vieux.

Mais il reste une foule d'autres points délicats à discuter. Il y a un peu des médecins de toutes les façons, depuis celui qu'on intitule prince de la science jusqu'au médecin de quartier, en passant par le spécialiste.

Choisirez-vous un prince de la science, ou au moins un médecin réputé tel ? Je ne vous le conseille pas. Si ces gens-là sont de bons expérimentateurs, de bons écrivains, ce sont rarement de bons médecins, d'abord parce qu'ils exercent fort peu, ensuite parce qu'ils ne s'intéressent pas suffisamment à leurs malades. Ils les soignent parce que ce sont eux qui les aident à vivre, mais ils ne les aiment pas.

Choisirez-vous un spécialiste ?

Encore moins.

Nombre d'entre eux sont d'aimables et cupides farceurs. Ils s'installent spécialistes comme on s'installe marchand de vins. Ils achètent l'outillage nécessaire à la spécialité, et cela leur tient lieu de bagage scientifique.

Je dois avouer pourtant que quelques-uns, en très petite minorité, sont des gens instruits et très exercés dans la branche de la science médicale qu'ils exploitent. Mais ils sont compétents pour leur spécialité seulement, et ignorent, ou à peu près, le reste de la médecine. Ce serait donc un grand tort de les choisir comme médecins attitrés.

En somme, c'est parmi les médecins de quartier qu'on aura le plus de chances de faire un choix heureux. Beaucoup sont des gens instruits et dévoués, en même temps que des praticiens très habiles.

Autant que possible, choisissez-en un qui ne soit pas trop éloigné de votre domicile. Vous l'aurez ainsi plus facilement sous la main.

Gardez-vous de celui qui fait de la réclame, qui traite par une méthode spéciale, une méthode à lui généralement. C'est souvent un charlatan ou un imbécile. Il voudra tout ramener à son système, traiter tout le monde et toutes les maladies par sa méthode.

Le vrai médecin est le praticien éclectique, un peu sceptique, ne niant pas la médecine, mais n'y croyant pas trop non plus. Il prescrit avec prudence, sait s'arrêter à temps et se rappelle toujours le vieil adage : *primum non nocere*. Il vaut mieux s'abstenir que d'être nuisible.

Quelques médecins peu expérimentés, dont les études se sont faites avec des traités et non au lit du malade, ont une foi aveugle dans les médicaments. Ils veulent à tout prix en obtenir les effets espérés : ils doublent et triplent les doses, aux dépens du malade, bien entendu. Ce sont là des gens fort dangereux, qui ont tous quelques empoisonnements sur la conscience.

Le vrai médecin donne beaucoup de conseils, mais il prescrit peu de médicaments.

IV.

Jean-Jacques Rousseau ne professait pas pour la médecine et surtout les médecins une estime considérable.

Il écrit quelque part :

« Je ne sais, pour moi, de quelle maladie nous guérissent les médecins, mais je sais qu'ils nous en donnent de bien funestes, la lâcheté, la pusillanimité, la crédulité, la terreur de la mort : s'ils guérissent le corps, ils tuent le courage. Que nous importe qu'ils fassent marcher des cadavres ? Ce sont des hommes qu'il nous faut, et l'on n'en voit point sortir de leurs mains.

« La médecine est à la mode parmi nous ; elle doit l'être. C'est l'amusement des gens oisifs et désœuvrés qui, ne sachant que faire de leur temps, le passent à se conserver. S'ils avaient eu le malheur de naitre immortels, ils feraient les plus misérables des êtres. Une vie qu'ils n'auraient jamais peur de perdre ne serait pour eux d'aucun prix. Il faut à ces gens-là les médecins qui les menacent pour les flatter et qui leur donnent chaque jour le seul plaisir dont ils soient susceptibles, celui de n'être pas morts. »

Tout cela est dur à entendre pour nous autres, pauvres Esculapes. Pourtant n'y a-t-il pas dans tout cela un grain de vérité ? Jean-Jacques Rousseau n'est peut-être pas loin d'avoir vu juste, quand il ajoute :

« On me dira, comme on fait sans cesse, que les fautes sont du médecin, mais que la médecine en elle-même est infaillible. A la bonne heure ; mais qu'elle vienne donc sans le médecin ; car tant qu'ils viendront ensemble, il y aura cent fois plus à craindre des erreurs de l'artiste qu'à espérer du secours de l'art.

« Cet art mensonger, plus fait pour les maux de l'esprit que pour ceux du corps, n'est pas plus utile aux uns qu'aux autres : il nous guérit moins de nos maladies qu'il ne nous en imprime l'effroi. Il recule moins la mort qu'il ne la fait sentir d'avance ; il use la vie au lieu de la prolonger, et quand il la prolongerait, ce serait encore au préjudice de l'espèce, puisqu'il nous ôte à la société par les soins qu'il nous impose, et à nos devoirs par les frayeurs qu'il nous donne. C'est la connaissance des dangers qui nous les fait craindre : celui qui se croirait invulnérable n'aurait peur de rien. A force d'armer Achille contre le péril, le Poète lui ôte le mérite de la valeur : tout autre à sa place eût été un Achille au même prix...

» Vis selon la nature, sois patient et chasse les médecins ; tu n'éviteras pas la mort, mais tu ne la sentiras qu'une fois, tandis qu'ils la portent chaque jour dans ton imagination troublée, et que leur art mensonger, au lieu de prolonger tes jours, t'en ôte la jouissance. Je demanderai toujours quel vrai bien cet art a fait aux hommes. Quelques-uns de ceux qu'il guérit mourraient, il est vrai : mais des millions qu'il tue resteraient en vie. Homme sensé, ne mets point à cette loterie où trop de chances sont contre toi. Souffre, meurs ou guéris ; mais surtout vis jusqu'à la dernière heure».

En effet, comme je vous l'ai donné à entendre, le rôle du médecin ne doit point être celui-là. Aussi défiez-vous des spécialistes ; défiez-vous des guérisseurs et des charlatans.

Encore un fois, le vrai médecin, celui qui, s'il ne guérit pas, n'empêche pas au moins de vivre, c'est le praticien sceptique et bon enfant qui reste en face de chez vous. Allez sonner à sa porte !

V.

Avant de clore cette série de conseils sur le choix d'un médecin, je veux consacrer encore quelques mots à cette délicate question. Mais cette fois je m'adresserai tout particulièrement aux jeunes gens, car je voudrais les mettre en garde contre un grand péril.

Il peut arriver qu'un jeune homme amoureux ait eu un soir la main malheureuse et qu'il ait conservé des souvenirs cuisants d'une nuit d'amour, car Eros cache malignement des épines sous les roses d'Aphrodite. S'il en est à ses débuts, il va se trouver bien embarrassé dans son inexpérience des misères de l'amour. Ou bien il envisage la chose avec un effroi qui grossit tout à ses yeux, lui faisant entrevoir son avenir brisé, son existence compromise et désormais misérable ; ou bien il ne voit dans tout cela qu'un accident passager, dont il ne vaut même pas la peine de se préoccuper.

Mais, dans l'un comme dans l'autre cas, à qui va-t-il s'adresser pour se faire soigner ?

Il n'ose point se confier au médecin de sa famille. Il redoute trop que celui-ci le trahisse et raconte la chose aux bons parents. Alors il va devenir la proie de deux êtres aussi dangereux l'un que l'autre : le pharmacien ou le médecin de pissotière.

Généralement, il commence par s'adresser au pharmacien, car dans chaque quartier il y en a un au moins qui s'est fait une réputation pour ce genre de maladies. Le jeune homme entre, l'oreille basse, dans l'officine ; il se confie timidement au premier élève qui, sentant un bon pigeon, fait appeler le patron qui opérera avec plus de dextérité. On entraine la victime de Vénus dans l'arrière-boutique. L'excellent pharmacien l'interroge, fait des yeux ronds, demande à voir, et finalement déclare qu'avec un traitement énergique ça ne sera rien, qu'il va couper cela comme au couteau. Le jeune homme s'en va avec des fioles plein ses poches et sa bourse vide, se disant, à part lui, que l'amour et la pharmacie coûtent cher à Paris.

Ce traitement n'a généralement aucune efficacité : ce sont les cas les plus heureux. Souvent il aggrave le mal. Voilà à nouveau notre jeune malade dans la consternation. Il n'ose toujours point recourir au médecin de sa famille ou de son quartier.

Dans la pissotière où il promène de temps en temps son mal et sa mélancolie, il a lu des adresses avec des réclames mirifiques.

Il prend son parti et se décide à aller frapper à la porte du grand professeur de latrines publiques, vous savez, celui qui défie qui que ce soit, etc.,celui qui a reçu trois diplômes de la plus haute valeur. Il est vrai qu'il ne dit pas lesquels. Il veut sans doute parler des certificats d'écrou que lui a délivrés le directeur de la prison de la Santé. Ce sont alors des certificats non pas de la plus haute valeur, mais de haut vol. Et puis le professeur est modeste ; car je crois qu'il en a plus de trois, de ces diplômes.

Notre jeune homme se décide donc à venir sonner à la porte du spécialiste des vespasiennes. Celui-ci a plusieurs trucs, ou mieux plusieurs manières d'opérer pour vider la poche de ses clients.

Il examine gravement le cas, promet la guérison en tant de jours, sans crainte de rechutes, et propose un traitement à forfait, payable d'avance, bien entendu. On peut ainsi empocher une assez forte somme. Mais ce n'est pas tout.

Il y a l'ordonnance, une très longue

ordonnance, qu'il faut aller chercher chez un pharmacien désigné qui seul vend les spécialités prescrites et qui les vend très cher. Vous supposez bien que le médecin est un homme trop honnête pour accepter un centime de remise sur les médicaments vendus par le pharmacien son complice. Comment donc ! On est honnête ou on ne l'est pas ! On travaille dans les pissotières, c'est vrai, mais au fond on travaille honnêtement. N'est-ce pas, Bertrand, que Robert n'est pas un voleur !

Au bout de toutes ces pérégrinations, le jeune homme blessé par l'amour, se voyant roulé et toujours malade, finit par où il aurait dû commencer. Il s'en va trouver le médecin de sa famille ou bien se confie à sa mère qui l'y conduit. Celui-ci, avec quelques préceptes d'hygiène et quelques sous de médicaments, opère la guérison.

Jeunes gens malheureux en amour,

n'allez point chez le pharmacien guérisseur ; n'allez point surtout chez les spécialistes de pissotières. Ces gens-là sentent mauvais et leurs réclames ne sont que des amorces qui frisent l'escroquerie.

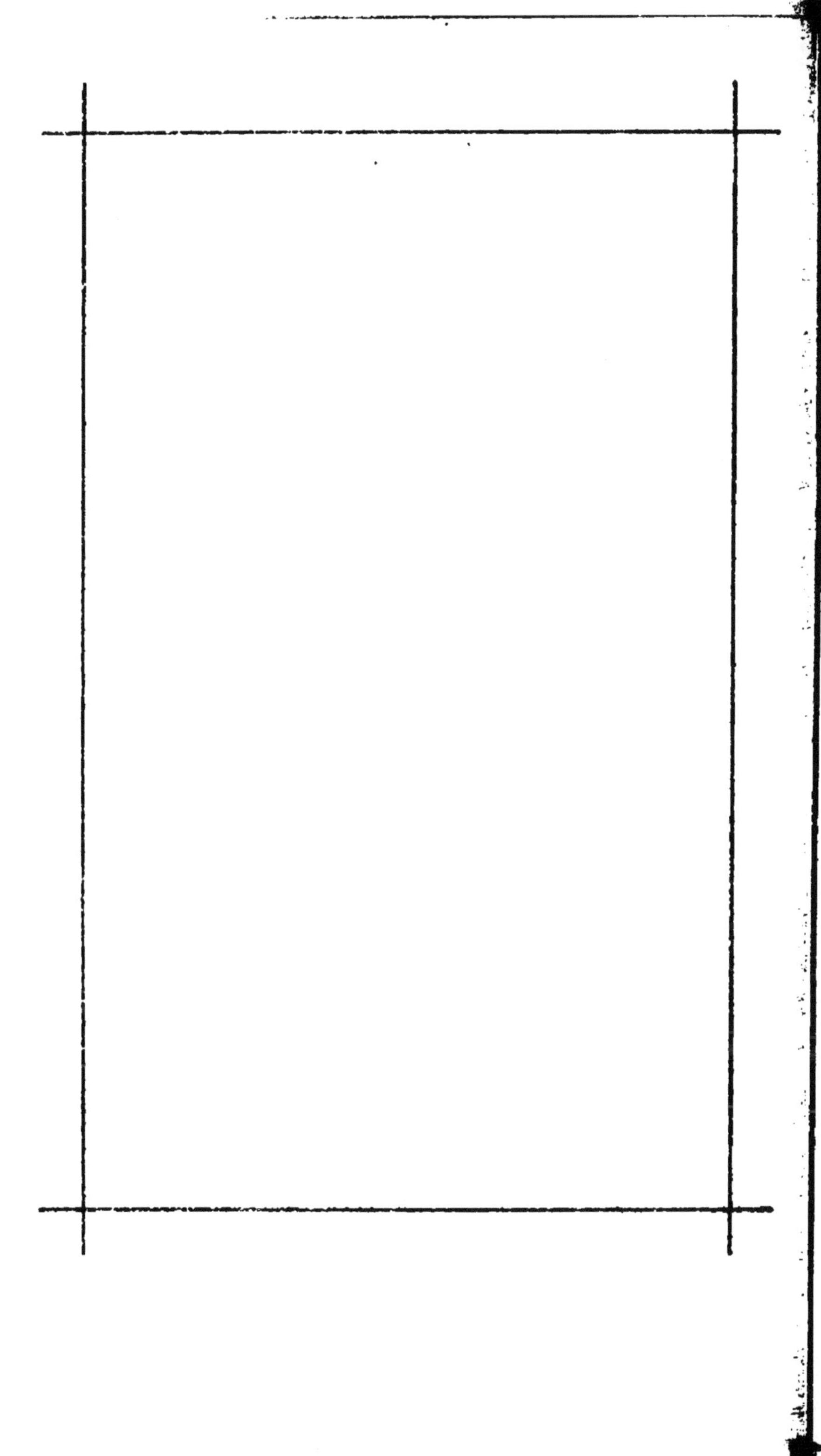

DEUXIÈME MÉDITATION

POUR LES MÉDECINS

LA MÉDECINE SPIRITUELLE

I

L'hypnotisme et la suggestion ont de nos jours opéré de véritables miracles : des guérisons aussi surprenantes qu'inattendues se sont produites dans les cliniques des médecins hypnotiseurs comme à Lourdes.

La simple suggestion mentale, même à l'état de veille, peut produire de réels prodiges, tant est puissante la réaction de l'esprit sur le corps. Par suggestion venue d'autrui ou par auto-suggestion, c'est-à-dire par suggestion venue du sujet lui-même, l'âme peut agir sur la chair, et suivant que son action a été plus ou moins puissante, la chair peut garder des traces plus ou moins apparentes de l'idée.

N'avez-vous point remarqué qu'il suffit souvent de concentrer son attention sur une partie de son corps, avec l'idée qu'on en souffre, pour y faire naitre une véritable douleur, et cela d'autant plus facilement qu'on est plus prédisposé à l'hypocondrie ! J'ai vu plus d'une fois des personnes qui parvenaient à déterminer des fourmillements dans leurs doigts ou d'autres parties de leur corps, en y fixant leur pensée.

N'a-t-on pas vu l'exaltation mystique produire des stigmates chez des femmes névrosées !

Ces femmes se préparaient par le jeûne, les mortifications et la prière ; elles s'isolaient du monde pour concentrer d'une façon plus puissante leur pensée sur les plaies du Sauveur. A un premier degré, des phénomènes douloureux se produisaient dans les parties du corps où l'idée s'était concentrée. C'était de l'hypocondrie et ces extatiques croyaient endurer les mêmes tortures que Jésus Christ, sans cependant en présenter des marques apparentes. Ursule Aguir, Hiéronymuia Carnaglio, Madeleine de Pazzi, Mechtilde de Stanz, Columba Rocasani, éprouvèrent les douleurs du crucifiement sans cependant en avoir aucun signe physique visible.

A un degré plus élevé, si la concentration de l'idée est plus puissante, l'excitabilité nerveuse plus délicate, l'isolement plus complet, si le cerveau est hypnotisé complétement dans cette unique pensée, les phénomènes physiques se manifestent et les stigmates apparaissent. La religieuse Augustine Ritta de Cassia ne présentait au front que quelques boutons, bien qu'elle eût éprouvé souvent au pied de la croix les douleurs du crucifiement. Mais Blanca

Gusman, fille du comte Arias de Lagavreda, présentait à un pied la divine empreinte ; Anne-Catherine Emmerich, Sainte Thérèse, Saint François d'Assises, le séraphin d'Ombrie, portaient aux pieds, aux mains et à la poitrine les plaies du Crucifié. Veronica Giúliani, Catherine de Raconisio portaient au front des ulcérations qui rappelaient les plaies produites par la couronne d'épines.

II

Dans l'Hindoustan, le dévôt mystique recherche le degré le plus élevé et le plus parfait de l'extase pour obtenir le çidda, c'est-à-dire sa réunion avec la divinité. Maury affirme que le mysticisme extatique, qui n'est qu'un long enchainement d'hallucinations physiques et morales, peut produire la mort en isolant en quelque sorte l'esprit du corps.

Je me promenais un jour, avec le Dr Raphaël von B..., sur la magnifique terrasse de Brühl, à Dresde. L'Elbe coulait, majestueux et tranquille, sous les arches de son vieux pont. De l'autre côté, se développaient sous nos yeux les belles constructions de la ville neuve ; à gauche, l'église catholique en style rococo et le théâtre de la cour, avec son magnifique quadrige de bronze ;

un peu plus loin, l'agglomération de palais qui forment le Zwinger ; derrière, le château royal, le palais des princes et l'église Sainte-Sophie.

Nous contemplions avec ivresse ce magnifique panorama que colorait la pourpre d'un magnifique soleil couchant, et nous discutions sur les phénomènes imaginatifs, sur leur relation avec les phénomènes physiologiques, sur les indissolubles liens qui unissent l'âme au corps, sur la puissance de la pensée sur la matière.

— J'ai lu, lui dis-je, que les solitaires de la Thébaïde et quelques visionnaires montraient sur leur peau les marques rougeâtres laissées par le fouet du démon ou de l'ange qui les avait châtiés. Sous l'empire de cette persuasion, sous l'influence de l'imagination, par un effet de l'attention intensive et soutenue, le sang se portait à l'endroit où le visionnaire s'était cru frappé.

— Oui, fit-il, toutes ces choses sont surprenantes et déroutent l'esprit des savants.

Puis, après un moment d'hésitation, il ajouta :

— Venez demain, je vous montrerai un sujet intéressant et nous tenterons une expérience curieuse que je n'ai pas encore osé tenter seul.

Le lendemain je fus au rendez-vous du Docteur Raphaël von B... Il me présenta une jeune fille, à la taille svelte, avec un visage pâle, des cheveux trop blonds, des yeux trop bleus où semblait se refléter l'infini du ciel. Elle parlait l'allemand d'une voix douce et un peu trainante, scandant chaque syllabe sur un rythme nonchalant. Cette fille me fit une impression étrange ; elle semblait personnifier la névrose, c'est-à-dire la délicatesse et l'exaltation nerveuses poussées à leur *summum* de puissance. On eut dit une âme, un esprit, *spiritus* ou *anima*, ψυχή ou νους, enfin quelque chose de très ténu, d'invisible et d'impondérable, revêtu d'un peu de matière visible et tangible.

— Giséla, lui dit le docteur Raphaël von B..., mon confrère le docteur L..., vient de Paris. Comme moi il étudie les rapports du matériel et de l'immatériel, il cherche à isoler l'âme de la matière. Voulez-vous que, devant lui, je vous mette en état d'hypnose et vous fasse vivre un instant au pays fabuleux des rêves, des chimères cérébrales, de la vie surnaturelle de votre pur esprit.

Giséla leva sur moi ses grands yeux de pervenche pâle et un pâle sourire éclaira son pâle visage de sainte de vitrail.

— Faites comme il vous plaira, fit-elle d'un ton de douce résignation.

En quelques instants le docteur Raphaël von B... la mit dans un état d'hypnose profonde. Puis il mit son cerveau en activité, créant les illusions et les hallucinations qui peuplent les fantasmagories des rêves.

— Giséla, lui dit-il, vous aviez un amant, vous l'aimiez éperdument.

Une rougeur colora ses pommettes d'occidentale blonde.

— Répondez Giséla ; vous l'aimiez éperdument.

— Oui, je l'aimais éperdument et mon cœur endolori est encore plein de sa chère image. Il m'a abandonnée lâchement et cependant je suis toujours toute à lui ; il a pris mon âme et l'a emportée. Je vis maintenant au hasard des heures et des circonstances ; je suis comme une barque désemparée sur une mer furieuse, un corps sans âme, une harpe qu'on a abandonnée au bord de la route et que rien ne saurait plus faire vibrer.

— Il est vrai, Giséla, que vous aimez toujours votre amant, que vous êtes toujours imprégnée de son image et de son souvenir. Mais vous mentez en ce moment ; vous savez bien qu'il ne vous a pas abandonnée, mais que vous l'avez tué le 7 mai, dans un accès de jalousie. Vous l'avez frappé en pleine poitrine d'un coup de poignard et vous l'avez tué.

L'hypnotisée se dresse, comme mue par un ressort, et les bras tendus dans un geste tragique :

— C'est faux ! C'est faux ! Comment aurai-je pu le tuer, moi qui l'adorais !

— Souvenez-vous bien, Gisela, vous l'avez tué !

— Non, je ne l'ai point tué : le misérable m'a quittée.

— Encore une fois, Giséla, vous l'avez tué. Avouez-le, je vous l'ordonne.

Voici que la pauvre hallucinée cède à la suggestion : sa volonté ne peut plus résister ; elle s'éteint ; elle se paralyse. Une volonté étrangère règne en maitresse dans son for intérieur et impose des idées à son cerveau qui les accepte sans contrôle et les emmagasine. Alors elle éclate en sanglots :

— C'est vrai, fait-elle, je l'ai tué le 7 mai, dans un accès de jalousie ; je l'ai frappé au cœur d'un coup de poignard.

Des pleurs inondent son visage.

— Malheureuse ! Oh ! malheureuse ! Je l'aimais, je l'aime toujours et je l'ai tué !

Après une pause, le docteur Raphaël von B..., continua :

— Vous vous croyez en ce moment, en présence du docteur L..., de Paris.

— Oui.

— Eh bien ! Je vous ai trompée. Vous êtes en présence d'un juge et vous venez de faire devant lui l'aveu de votre faute.

Les yeux de la malheureuse se dilatèrent, remplis d'horreur et d'effroi.

Alors l'hypnotiseur provoqua par la simple suggestion verbale toute une série d'hallucinations, évoquant tous les tableaux d'un drame judiciaire : la prison, les interrogatoires, la cour d'assises, le jugement, la condamnation à mort. Je ne saurais dire quelles angoisses se peignirent sur le visage de Giséla, par quelles affres douloureuses elle passa, quel calvaire d'épouvante elle dut gravir, portant sur ses épaules la croix de son crime imaginaire.

La dernière partie de l'expérience restait à tenter.

— Giséla, continua le docteur, voyez quelle aube triste et pâle blanchit la lucarne de votre cellule. C'est votre dernier matin. Recueillez-vous et recommandez votre âme à Dieu. Tout à l'heure vous allez mourir, frappée par la hache de l'exécuteur.

Une pâleur soudaine décolora son visage déjà pâle : elle devint exsangue, d'une blancheur cadavérique.

— Si vous désirez vous réconcilier avec Dieu, avant de mourir, voici un prêtre, fit le docteur Raphaël en me désignant. Faites-lui l'aveu de vos fautes.

Elle tomba à genoux, et les mains jointes, dans une attitude d'humilité et de prière :

— Priez Dieu pour moi. J'ai outragé la société en prenant la vie de mon prochain. Les hommes sont féroces et impitoyables ; le châtiment m'attend, inévitable et irrévocable ; faites que Dieu me soit miséricordieux et me pardonne la faute que je vais expier.

— Giséla, reprit le docteur ; c'est l'heure, préparez-vous, marchez avec courage à la mort.

Elle se leva et fit quelques pas en chancelant. Jamais je n'ai vu un visage aussi pâle et pareillement angoissé ! Toutes les affres de l'agonie et de la mort semblaient avoir passé dans ces yeux vides de regards, et comme penchés avec effroi sur les abimes de l'au delà.

Tout à coup elle s'affaissa. Nous nous précipitâmes. Le cœur avait cessé de battre.

— Réveillez-vous ! fit le docteur Raphaël von B...

Mais Giséla restait inerte ; la vie semblait l'avoir quittée.

— Giséla, au nom du ciel, réveillez-vous ! Je vous l'ordonne ! Réveillez-vous !

Doucement elle ouvrit les yeux, fit de grandes inspirations, puis lentement elle se recueillit, les yeux encore emplis des terribles visions évoquées pendant l'hypnose.

— Oh ! docteur, fit-elle, comme vous m'avez fait souffrir ! Quelles tortures j'ai endurées dans cet horrible cauchemar où vous m'avez fait marcher d'épouvantes en épouvantes. Je vous en supplie, ne me faites plus de pareilles suggestions. J'ai failli en mourir.

Le docteur Raphaël von B..., très impressionné, jura de ne plus tenter de ces dangereuses expériences et de ne se servir désormais de l'hypnotisme que dans un but thérapeutique.

Je suis resté persuadé qu'on aurait pu, en poussant l'expérience un peu plus loin, provoquer la mort par suggestion chez cette jeune fille.

Le Dr Hack Tucke cite un exemple de mort produite par la suggestion. Un français de marque ayant été condamné à mort pour un crime qu'il avait commis, ses amis, pour éviter le scandale d'une exécution publique, lui persuadèrent d'être le sujet d'une expérience. On lui dit qu'on le ferait mourir en lui pratiquant une saignée. On lui banda les yeux, et, après lui avoir fait une piqûre au bras, on fit couler sur ce dernier un courant d'eau chaude que l'on recevait dans un bassin. Pendant ce temps les assistants se communiquaient leurs remarques sur son état supposé : « Il tombe en défaillance ; les battements du cœur sont plus faibles ; il n'y a presque plus de pouls » ; et autres commentaires pareils. Bientôt après le malheureux mourait avec les signes évidents d'une syncope cardiaque, suite d'hémorrhagie, sans avoir perdu une goutte de sang.

III

Mais, si par la suggestion et l'hypnose, on peut mener un être vivant aux portes du tombeau, ne pourrait-on pas aussi le ramener du seuil de la mort à la vie ? La suggestion pourrait-elle, momentanément au moins, vaincre la mort ?

Les anciens mages qui, dans l'antiquité, avaient entrevu, sans les comprendre, les relations qui unissent la matière à la pensée, et se servaient, sans le savoir, de l'hypnotisme et de la suggestion, croyaient pouvoir faire reculer la mort par la seule force de leur volonté.

On lit au livre des Rois que le prophète Élisée avait l'habitude, quand il passait par Sçunam, de s'arrêter chez la femme d'un sçunamite, qui le recevait avec tous les honneurs qui lui étaient dus. Élisée voulut reconnaitre ces attentions. Voyant que cette femme était riche, qu'elle n'avait point de fils et que son mari était vieux, il lui annonça un jour : « L'année qui vient, en cette même saison, tu embrasseras un fils ». Elle répondit : « Non, mon Seigneur, homme de Dieu, ne mens point à ta servante ». Cependant « cette femme-là conçut et enfanta un fils; dans la même saison, comme Élisée lui avait dit. Et l'enfant étant devenu grand, il arriva un jour qu'il sortit pour aller trouver son père vers les moissonneurs. Et il dit à son père : ma tête. Et le père dit au serviteur : Porte-le á sa mère. Il le porta donc et l'amena à sa mère, et il demeura sur ses genoux jusqu'à midi et il mourut. Et elle monta et le coucha sur le lit de l'homme de Dieu, et ayant fermé la porte sur lui, elle sortit. Ensuite elle cria à son mari et dit : Je te prie, envoie-moi un des serviteurs et une ânesse et je m'en irai jusqu'à l'homme de Dieu et je reviendrai. Et il dit : Pourquoi vas-tu vers lui aujourd'hui ? Ce n'est point la nouvelle lune, ni le sabbat ? Elle répondit : Tout va bien. Elle fit donc seller l'ânesse et dit à son serviteur : Mène-la et marche, et ne m'empêche pas de marcher en chemin sur l'ânesse, si je ne te le dis. Ainsi, elle s'en alla, et vint vers l'homme de Dieu, en la montagne du Carmel. Et sitôt que l'homme de Dieu eût vu qu'elle venait vers lui, il dit à Guéhazi son serviteur: Voici la Sçunamite. Va, cours au-devant d'elle, et demande lui si elle, son mari et son enfant, se portent bien. Il dit : bien. Puis elle vint vers l'homme de Dieu sur la montagne et embrassa ses pieds, et Guéhazi s'approcha pour la repousser. Mais l'homme de Dieu lui dit : Laisse-la, car elle a le cœur outré, et l'Éternel me l'a caché et ne me l'a point déclaré. Alors elle dit : Avais-je demandé un fils à mon Seigneur? Ne te dis-je pas, ne fais point que je sois trompée ? Et il dit à Guéhazi : Ceins tes reins, prends un bâton à ta main et t'en va; si tu trouves quelqu'un, ne le salue point, et si quelqu'un te salue, ne lui réponds point ; ensuite tu mettras mon bâton sur le visage du garçon. Mais la mère du jeune garçon dit : l'Éternel est vivant et ton âme est vivante, que je ne te laisserai point. Et il se leva et s'en alla après elle (1). »

Mais la foi de Guéhazi a été insuffisante, et l'enfant, issu d'un miracle, est resté plongé dans le sommeil de la mort, malgré l'imposition du bâton sur la tête.

Alors Élisée monte auprès de l'enfant et s'enferme dans la chambre mortuaire pour ne pas être troublé dans l'acte qu'il va accomplir. « Et là, devant le cadavre

(1) Liv. des rois. Chap. IV, V, 14-37. Traduc. Paul de Régla.

encore chaud de l'enfant, dont il a fait don à la Sçunamite, il élève son âme vers l'Éternel, demandant à la prière cette force surexcitante qui transforme l'homme, et lui fait acquérir toute la puissance électro-magnétique que son corps peut recéler (1). »

L'écrivain sacré continue : « Élisée donc, entra dans la maison, et voilà, le garçon était mort et couché sur son lit. Et étant entré dans sa chambre, il ferma la porte sur eux, et pria l'Éternel. Puis, il monta et se coucha sur l'enfant, et mit sa bouche sur la bouche de l'enfant, et ses yeux sur ses yeux, et ses paumes sur ses paumes, et s'étendit sur lui ; et la chair de l'enfant fut réchauffée. Puis il se retirait et allait par la maison, tantôt çà, tantôt là, et remontait et s'étendait encore sur lui. Enfin le garçon éternua sept fois et ouvrit les yeux.

(1) Paul de Régla. *Jésus de Nazareth.*

« Alors Élisée appela Guéhazi et lui dit : appelle cette Sçunamite; et il l'appela, et elle vint vers lui, et il lui dit : Prends ton fils. Elle vint donc, et se jeta à ses pieds, et se prosterna en terre, puis elle prit son fils et sortit. »

M. Paul de Régla pretend avoir ramené à la vie par ce procédé un jeune homme qui était tombé en léthargie, après une forte insolation, et que l'on croyait mort.

Pour moi, qui ne suis point prophète, j'ai observé à la prison de la Santé un fait curieux où il semble que la résistance de la volonté, que l'auto-suggestion en un mot ait forcé la mort à rétrograder.

On amena un jour à l'infirmerie centrale un vieux braconnier, un incorrigible récidiviste qui purgeait une condamnation. Il avait un cancer de l'estomac et se trouvait dans un état cachectique déjà fort avancé. Le pauvre diable semblait se rendre parfaitement compte de son état et se sentait perdu. Il en avait pris son parti avec la résignation qui caractérise les humbles. Mais une seule chose le contrariait par dessus tout : la crainte de mourir en prison.

— Je sais bien que je suis fichu, me disait-il souvent; mais je ne veux pas mourir ici ; je ne veux pas être charcuté quand je serai mort.

Il avait encore près de deux mois de prison à faire. Et chaque jour le mal faisait des progrès, la cachexie devenait plus profonde; la vie s'en allait goutte à goutte. Au bout de cinq semaines ce n'était plus qu'un squelette vivant; il semblait que le moindre souffle eût éteint brusquement ce reste de vie. Tous les matins nous nous attendions à le trouver mort ou au moins à l'agonie. Cependant chaque matin il faisait un effort, se dressait sur son séant, un peu de vie passait dans ses petits yeux jaunâtres d'oiseau de proie.

— Oh ! vous avez beau me guetter, faisait-il ; vous n'aurez pas ma carcasse ; je ne veux pas mourir en prison ; je ne mourrai pas ici.

Le jour de la libération arriva.

— Je vous l'avais bien dit, me dit-il à ma visite du matin, que je ne voulais pas mourir ici.

Mais c'était le suprême effort, son énergie morale était à bout. Quelques heures après qu'on l'eût transporté chez son fils, il se laissa aller à un profond abattement, refusant presque de parler aux siens ; puis il entra en agonie et mourut le soir même. L'étrange et surprenante lutte de cet homme contre la mort, la force de résistance physiologique que lui donnait la crainte de l'autopsie, s'il mourait en prison, m'ont vivement frappé. Quel lien intime et mystérieux relie donc la matière à la pensée, pour que celle-ci puisse réagir avec autant d'énergie sur celle-là !

En 1865, le choléra sévissait avec fureur à Naples et les habitants apeurés émigraient par milliers hors de la ville. Le roi Victor-Emmanuel fit le tour des hôpitaux pour rendre courage à son peuple. Il s'arrêta devant un malade qui portait les signes d'une fin prochaine ; il lui prit sa main couverte de sueur froide et la pressa en disant : « Prends courage, pauvre homme, et fais en sorte de guérir bientôt ». La chaude poignee de main, les paroles encourageantes produisirent un effet salutaire sur cet homme mourant qui avait reconnu le roi. Le soir même il était hors de danger.

IV

Si j'ai insisté un peu sur ces faits, déjà connus pourtant, c'est qu'ils prouvent une fois de plus la toute puissante réaction de l'âme sur le corps, de l'esprit sur la matière. Tout médecin qui voudra devenir un thérapeute, un guérisseur, un médecin dans la plus noble acception du mot, devra se pénétrer de cette loi qui met si souvent le physique sous la dépendance du moral. Il ne devra jamais négliger l'âme pour se préoccuper exclusivement du corps. Il ne guérira celui-ci que s'il a su à propos réconforter celle-là.

Mens sana in corpore sano, disaient les anciens. Avec un esprit qui est dispos, on ne sent pas le mal, on ne perçoit pas la douleur, on est presque toujours sûr de bien se porter. Mais vienne un orage qui trouble le calme intérieur, aussitôt toutes les misères physiques se font sentir ; tous les malaises oubliés ou inaperçus prennent une importance capitale : ils entravent le fonctionnement régulier de la vie, eux qui, quelques jours auparavant, ne gênaient pas plus le jeu physiologique de nos organes qu'un petit caillou jeté sur un rail n'arrête la marche d'une locomotive lancée à la vapeur.

Mais quand le feu intérieur s'éteint, avec lui s'éteint la source de nos énergies physiques et morales ; l'homme physique languit ; il tombe dans le marasme ; il se livre de lui-même aux maladies qui viennent l'assaillir de toutes parts ; il devient la proie de ses ennemis, de tous ces milliers de vies qui s'entretiennent au détriment de la sienne et surtout s'alimentent de sa mort. En un mot, pour parler le langage des savants de laboratoire, il est mangé par les microbes.

Le rôle du vrai médecin est de raviver ce feu moral en même temps que par les procédés de son art il tente de ranimer le jeu des organes languissants.

Mais comment s'y prendra-t-il ?

Procédons par un exemple.

Médicastre, mon frère, on vous appelle, je suppose, auprès d'un homme que des excès de toutes sortes ont surmené et finalement épuisé. Mais son cœur est particulièrement fatigué : d'où palpitations, angoisses, suffocations et tout le cortège des pénibles symptômes engendrés par l'arythmie ou l'asystolie. Cet homme, frappé soudainement au milieu du tourbillon de la vie et des affaires, est démoralisé ; il n'espère plus; il se laisse aller, s'abandonne à la maladie et à la mort.

Médicastre, mon frère, vous arrivez, vous tâtez le pouls de cet homme, vous l'auscultez, vous hochez la tête, vous prescrivez le repos, les réconfortants les meilleurs que vous connaissez, vous purgez, tout comme au temps de Molière, vous prescrivez un peu de digitale dans l'espoir de tonifier la fibre cardiaque ; puis vous arrosez le tout d'un peu de tisane ; vous encaissez vos honoraires et vous partez. Vous pensez même dans votre for intérieur que vous êtes très habile, que vous connaissez parfaitement l'action physiologique de la digitale sur le cœur, et vous dites même très modestement, le soir, en rentrant chez vous, entouré du petit cercle d'intimes, que vous l'avez employée fort à propos.

Et vous croyez, brave homme, avoir fait œuvre de médecin, avoir rempli votre mission de thérapeute. Eh bien ! permettez-moi de vous le dire, vous vous êtes conduit comme un vil vétérinaire.

Oui, vous vous êtes conduit comme un vétérinaire. Vous avez soigné la bête, la machine. Mais l'homme qui domine cette machine et la mène, l'homme qui souffre et qui désespère, vous n'avez rien fait pour lui.

Votre régime aurait pu produire un effet physiologique et curatif réel. Vous auriez pu remonter le cœur détraqué de votre malade ; mais pour cela il eût fallu commencer par lui remonter le moral. Et vous avez négligé cette partie importante du traitement.

Si on m'eût appelé à votre place, j'aurais, comme vous, prescrit la digitale, recommandé les réconfortants ; mais j'aurais enrobé mes formules de bonnes paroles, j'aurais doré mes pilules d'espérance. Je ne me serais point présenté en physiologiste qui espère tel ou tel effet de tel ou tel médicament et cela pour telle ou telle raison. Je me serais au contraire présenté en thérapeute sûr de lui-même et sûr de son art. J'aurais prescrit la digitale non point parce qu'elle possède une action tonique et régulatrice sur le cœur, et qu'elle peut soulager, mais parce qu'elle guérit sûrement et toujours dans le cas déterminé. Je n'aurais point prévu et annoncé comme vous les suites possibles et plus ou moins fâcheuses de la maladie. J'aurais au contraire annoncé une guérison prompte et certaine.

— Espérez et croyez en moi, aurais-je dit à mon malade. J'ai foi en mon art et mon art ne m'a jamais trompé.

Charlatan ! dites-vous. Pas le moins du monde. Vous voulez dire habile homme et excellent médecin. La preuve c'est que vous avez laissé votre malade dans la misère physiologique, malgré toute votre science et votre physiologie, tandis que moi, avec mes procédés d'empirique autoritaire, je l'ai relevé et soulagé.

Charlatan ! Pas plus que le prêtre incrédule qui console les malheureux des misères de la vie par l'assurance et la certitude d'une autre vie heureuse dans les délices d'un paradis.

Aussi bien le médecin doit être un prêtre et il sera probablement le dernier prêtre, c'est-à-dire le dernier qui saura consoler les hommes de leurs douleurs et les soutenir dans le redoutable combat de la vie.

Nous ne croyons déjà guère plus aux dogmes religieux qu'aux contes dont notre nourrice a bercé notre enfance. Bientôt nous n'y croirons plus du tout.

Alors, quand il n'y aura plus de prêtres, qui consolera les hommes des tristesses de la vie ? Qui les aidera à supporter les affres de la mort ? En un mot qui les aidera à vivre et à mourir ? Qui les consolera et les soutiendra du berceau jusqu'à la tombe ?

Le médecin qui, je l'ai dit, sera le dernier prêtre.

V

Il ne faut pas que le médecin soit un naturaliste inutile et indifférent qui passe sa vie le front prosterné dans les sables du chemin du savoir. Aussi, je le répète, le médecin doit pontifier ; il doit se faire prêtre. Car il faut, avant tout, qu'il inspire confiance à son malade et qu'il prenne sur lui le plus d'empire possible.

Pour cela, il ne doit jamais douter de lui ou du moins avoir l'air de n'en jamais douter, pour que le malade lui-même n'en doute pas. Ses prescriptions doivent être des ordonnances au sens le plus étroit du mot, des ordres qu'il faut savoir faire exécuter.

Pourquoi tel malade n'a-t-il retiré aucun bénéfice d'un traitement très rationnel institué par un premier médecin, alors qu'il est sorti guéri des mains d'un autre peut-être moins instruit ? Tout simplement parce que le premier n'a pas su prendre son malade, comme on dit vulgairement, tandis que le second a vu tout de suite le point faible, et c'est là qu'il a frappé ? Le premier est peut-être un homme très instruit ; mais le second est à coup sûr un praticien très habile.

Le rôle de la persuasion morale, de la suggestion vigile, est considérable dans la cure des maladies et particulièrement des névropathies. Quand le médecin est appelé à soigner un de ces derniers malades, il ne doit jamais perdre l'espoir de le guérir. Celui-ci, en voyant les soins que lui prodigue son médecin, reprend courage et aide puissamment à la médication ; dans le cas contraire, il s'abandonne ou désespère et compromet le succès d'un traitement qui aurait pu être efficace.

« Qu'on n'oublie pas, dit Maudsley,

que la joie et l'espoir sont le meilleur remède contre les maux de toutes sortes et que, si le médecin peut parvenir à les inspirer à son malade, il lui fera souvent plus de bien qu'avec tous les autres médicaments. »

Entre les mains d'un bon médecin, un malade peut perdre la vie, chose accessoire et pur accident, mais il ne doit jamais perdre l'espoir, chose principale. Aussi tous les médicaments, tous les moyens sont bons pourvu qu'ils soient inoffensifs et aient pour but la guérison. Le médecin ne doit pas craindre de se faire empirique, mage, sorcier, charlatan de foire, si cela est nécessaire pour opérer une cure. La dignité médicale en souffrira, diront quelques gens guindés. Pas du tout, un médecin est toujours digne et respectable quand il guérit.

Nos ancêtres avaient recours à des remèdes invraisemblables et qui pourtant guérissaient.

Pomet rapporte dans *l'Histoire générale des drogues*, que les droguistes d'Angleterre vendaient des crânes de mort sur lesquels poussait une petite mousse verdâtre, connue sous le nom *d'usnée*, mais le crâne d'un criminel, nouvellement pendu, vide de sa cervelle, bien lavé et séché, avait la valeur la plus grande.

La graisse humaine passait pour un excellent remède contre les rhumatismes et le bourreau en faisait un commerce étendu.

On utilisait encore les huiles et les sels extraits du sang, de la salive, des cheveux, des ongles, de l'urine et même des excréments humains. Moïse Charras, dans la *Pharmacopée royale*, indique le moyen d'obtenir ces produits et ajoute : « la fiente de l'homme à laquelle quelques-uns ont donné le nom de civette occidentale, lorsque, étant desséchée au soleil, elle a changé sa mauvaise odeur en une bonne, ne manque pas aussi de vertus ; car, la distillant par la cornue à un feu gradué, on en tire une huile qu'on recommande particulièrement pour la guérison des érysipèles, des ulcères et pour celle de la teigne ».

Charras enseignait encore à ses élèves comment il procédait à la distillation de l'arrière-faix des femmes, remède admirable que Lemery recommandait sans réserve. « On préfère, écrit-il, celui qui vient de la naissance d'un garçon à celui d'une fille. On doit le choisir nouvellement sorti d'une femme saine et vigoureuse, entier et beau. On l'applique tout chaud, sortant de la matrice, sur le visage, pour en effacer les lentilles. On s'en sert aussi intérieurement, étant séché et mis en poudre, contre l'épilepsie, pour hâter l'accouchement et dissiper les tranchées. »

Le plus répandu des remèdes de ce genre était l'essence d'urine. Le 13 juin

1685, Mme de Sévigné écrivait à sa fille : « Pour mes vapeurs, j'ai pris huit gouttes d'essence d'urine ».

Les fameuses pilules de *mica panis* agissaient de la même façon.

On ne croit plus guère de nos jours aux pommades magiques ou enchantées, aux élixirs de longue vie, aux baumes des sorciers, mais il existe une foule d'autres procédés de suggestion vigile, de thérapeutique spirituelle que les charlatans et les rebouteurs savent employer fort à propos dans bien des cas.

Dernièrement un jeune homme de mes amis se foulait le pied et se donnait une entorse légère. Il fut traité dans un hôpital militaire d'une façon à peu près rationnelle. Mais les choses trainaient en longueur et le malade s'impatientait. On lui conseille d'aller voir un rebouteur. Après bien des hésitations, il se décide et s'y rend en secret. En une seule séance de massage il fut guéri ! Un soir, après boire, il nous a raconté la chose et confessé l'estime et la confiance qu'il a dans ce rebouteur. C'est cependant un garçon intelligent et assez instruit. On chercha à lui démontrer qu'une pareille guérison, opérée dans de pareilles circonstances, était en contradiction absolue avec toutes les lois physiologiques, qu'il était allé trouver le rebouteur au moment opportun, que celui-ci n'avait rien fait que de lui persuader qu'il pouvait marcher et que la guérison n'était que le résultat de son propre état d'âme. Rien ne put lui enlever sa conviction : le rebouteur l'avait guéri.

J'ai bien souvent remarqué, depuis que j'exerce la médecine, combien était grande la crédulité des malades. Un malade est un être redevenu enfant et par conséquent accessible aux mêmes espoirs crédules qu'un enfant qu'on berne et qu'on console avec de belles paroles.

Une dernière histoire que j'ai déjà contée ailleurs.

On m'amène un jour un homme qui ne peut supporter la vue d'un couteau pointu. Quand il passe devant une boutique de charcutier ou de boucher, il est pris d'une angoisse inexprimable ; il détourne souvent les yeux, change de trottoir. A-t-il eu le malheur d'apercevoir un couteau pointu, ce couteau est constamment devant ses yeux ; c'est une image qui l'obsède et le poursuit partout : il a beau se débattre contre son idée fixe, contre ce qu'il appelle son ennemi ; il est pris, enlacé, comme dans un cauchemar. Il éprouve un malaise indéfinissable et souhaite mourir. Quand il voit un couteau pointu à sa portée, il souffre de le voir, et cependant ne peut en détourner ses yeux ; il se sent poussé malgré lui à s'en saisir pour s'en frapper ou en frapper sa femme. Il ne résiste qu'au milieu des plus vives angoisses, et en se sauvant comme un fou. Les couteaux à bout rond, non affilés, le laissent indifférent.

Cet homme est malheureux et ne vit plus. C'est un tourment pire que tous ceux décrits par Dante dans son enfer.

Lorsqu'il se présenta pour la première fois chez moi je lui tins à peu près ce langage :

— Monsieur, je suis sûr de pouvoir vous guérir en quelques semaines, à condition que vous-même vous le souhaitiez ardemment et que vous vouliez bien m'aider.

— Oh ! Docteur, si je le souhaite ! Mais je ne vous ai donc pas dit combien je suis malheureux !

— C'est bien ; alors je suis absolument sûr du succès.

— Mais, dites-moi au moins ce que c'est que ma maladie et comment elle m'est venue.

Maintenant l'homme de science dispaparaît pour laisser la parole au médecin, au simple guérisseur qui dit :

— Votre cerveau est très fatigué ; la circulation s'y fait mal, et particulièrement dans certaines circonvolutions. Quand une image s'y grave, elle ne peut plus s'en effacer par suite de la stagnation du sang. C'est comme une image sur un tableau noir et que l'éponge ne réussirait plus à effacer. Et cette image, c'est votre idée fixe. Pour vous en débarrasser, il suffira de modifier, d'activer votre circulation cérébrale.

— Oui, mais comment ?

Tout cela sent un peu la fameuse scène de Molière où Sganarelle explique comment la fille d'Orgon est devenue muette. Je me mets à la portée de l'intelligence et du savoir de mon sujet. C'est une condition *sine quâ non* pour faire de la suggestion vigile. Peu nous importent les moyens ; il faut voir le but et les résultats. Cet homme est persuadé qu'il est malade : je veux le persuader du contraire; pour cela, j'ai recours aux artifices qui me paraissent les plus propres à amener cette conviction.

Je continue donc mon petit discours à mon sujet :

— Vous voyez cette machine électrique, C'est avec cela que je vais modifier votre circulation cérébrale et l'activer de façon à ce que les images n'y restent plus empreintes avec la ténacité d'une idée fixe.

— Croyez-vous que nous allons réussir ainsi ?

— J'en suis absolument sûr et je vais vous le prouver immédiatement.

Il est impressionné ; il hésite, partagé entre la crainte et l'espérance. Mais cette dernière l'emporte.

— Faites comme il vous plaira, me dit-il très ému.

Je vais alors chercher un long couteau de cuisine, très affilé et très tranchant, et le lui montre. Il pâlit immédiatement, est pris de tremblement et regarde le couteau avec angoisse.

— Comme il entrerait bien dans la chair ! dit-il d'une voie hoquetée.

Je recouvre alors le couteau d'un voile. Mais l'idée fixe est là, et il le voit toujours.

— La vue de ce couteau vous a vivement impressionné, lui dis-je. Eh bien ! je vais vous électriser, et, dans un instant, à votre grand étonnement, vous pourrez regarder et toucher ce couteau sans éprouver la moindre émotion.

Je le fais asseoir sur le tabouret isolateur et je lui envoie quelques étincelles sur le front. Puis je lui montre de nouveau le couteau.

Il le regarde et le prend dans ses mains avec une complète indifférence.

— C'est singulier, dit-il, cela ne me fait plus rien.

Le tour était joué, et la guérison n'allait pas se faire attendre.

En effet, je renouvelai l'expérience quatre ou cinq fois.

Au bout de quinze jours, il était indifférent aux couteaux pointus. Il en portait même un dans sa poche et en avait constamment un énorme sur sa table. La gaieté avait remplacé la mélancolie.

Cet homme était absolument métamorphosé. Son entourage n'en revenait pas de surprise et sa femme me crut un peu sorcier.

TROISIÈME MÉDITATION

POUR LES PRÊTRES

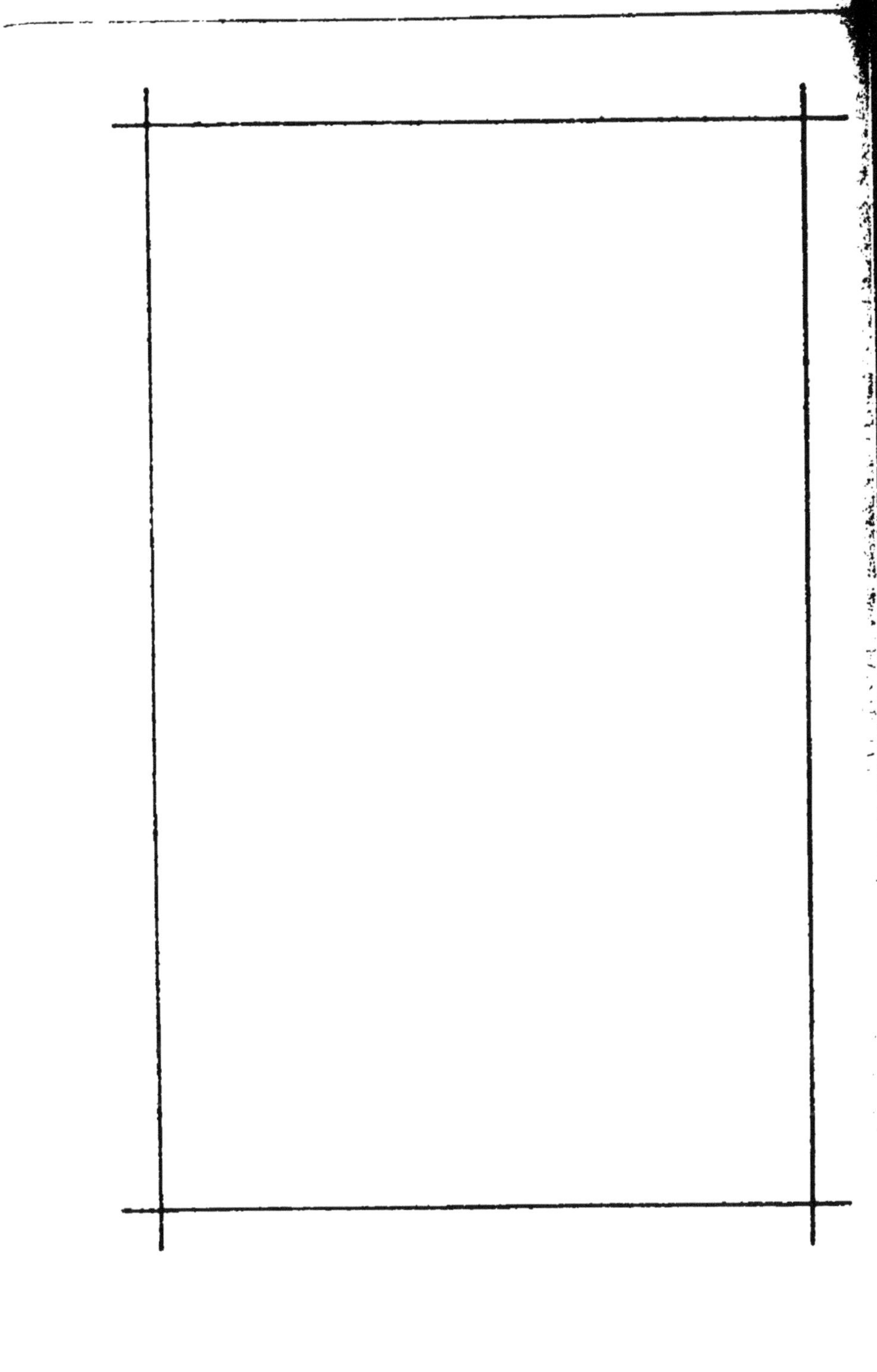

LA PRIÈRE

Au point de vue thérapeutique.

I

Dans la précédente méditation, j'ai montré comment le médecin pouvait avoir prise sur certains états d'âme, comment il pouvait chasser la mélancolie, rasséréner les cœurs, extirper une passion malheureuse, une obsession lancinante.

Pour ces cures morales, il peut trouver le plus précieux des appuis dans le prêtre et surtout dans le prêtre chrétien, le prêtre confesseur. Au confessional, le croyant ou le pénitent, comme vous voudrez l'appeler, dit tout, avoue tout, comme à son médecin. Il se confesse ; il épanche son cœur ; il vide son âme de toutes ses souffrances, de toutes ses amertumes, de toutes ses tristesses, de tous ses péchés. Il est plein d'espérance dans le prêtre qui console en même temps qu'il gourmande, qui absout et pardonne en même temps qu'il châtie par l'imposition de la pénitence.

Or, la pénitence est presque toujours la prière ou une forme plus ou moins déguisée de la prière, pour consolider la ferme résolution prise de ne plus pécher, de ne plus retomber dans les mêmes errements.

Quel puissant moyen thérapeutique que la prière bien dirigée! Quelle force suggestive entre les mains du prêtre qui devient ainsi un thérapeute, un guérisseur !

Bien entendu il faut la foi pour cela, la foi qui guérit, la *faith healing* des anglais, celle qui transporte les montagnes, bouleverse les cœurs, révolutionne les âmes et dont le contre-coup retentit jusque dans le monde physiologique des corps.

Aussi bien les principes de thérapie morale que je vais essayer d'exposer, ne peuvent s'appliquer qu'à ceux qui croient.

II

« Il faut, disent les théologiens, prier : avec humilité; avec une ferme confiance dans la bonté de Dieu et une foi inébranlable dans l'efficacité de la prière. »

On voit tout de suite quelle peut être la puissance de la prière pour l'orientation d'un esprít qui croit en son pouvoir. Au point de vue spirituel on peut tout obtenir par ce procédé : renoncement aux plus vives passions, guérison des obsessions les plus tenaces. La prière est une sorte de palladium sacré qui préserve des misères morales, des faiblesses de l'âme, soutient une existence tout entière. Saint François de Sales écrivait dans son *Introduction à la vie dévote* : « Comme les mères perles virent emmy la mer, sans prendre aucune goutte d'eau marine, et que vers les îles Chélidoines il y a des fontaines d'eau bien douce au milieu de la mer, et que les piraustes volent dans les flammes sans se brusler les ailes ; ainsi peut une âme vigoureuse et constante vivre au monde, sans recevoir aucune humeur mondaine, trouver des sources d'une douce piété au milieu des ondes très amères de ce siècle, et voler entre les flammes des convoitises terrestres sans brusler les ailes des sacrés désirs de la vie dévote. »

Plus loin il dit encore aux fidèles : « Considérez les abeilles sur le thym : elles y trouvent un suc fort amer, mais en le suçant elles le changent en miel. Il est vrai, âmes mondaines, que les personnes dévotes trouvent beaucoup d'amertume dans l'exercice de la mortification, mais par l'usage elles le changent en douceurs et en consolations. Les feux, les flammes, les roues, les épées, semblaient des fleurs et des parfums aux martyrs, parce qu'ils étaient dévots..... Le sucre adoucit les fruits encore verts, et corrige la crudité souvent nuisible de ceux qui sont mûrs; or la dévotion est le vrai sucre spirituel qui fait perdre aux mortifications leur amertume, et aux consolations humaines leurs dangers; elle soulage le chagrin du pauvre, réprime l'empressement du riche; elle console dans sa désolation un malheureux opprimé, et elle humilie l'orgueil des heureux du siècle..... Elle est à nos âmes tantôt ce que le feu est en hiver, tantôt ce que la rosée est en été... L'abeille tire son miel des fleurs sans les endommager et les laisse aussi fraiches qu'elles les a trouvées ; la vraie dévotion orne et embellit tous les états de la vie. »

Merveilleuse et surprenante efficacité de la prière qui peut transformer les douleurs en joies !

Le divin Khôdja Omer Haleby Abou Othmân écrivait dans *El Ktab* : « La prière augmente notre puissance par la force physique qu'elle nous communique. Et cette force est la plus considérable de toutes, car c'est elle qui donne au cerveau la plus grande consolation et une telle activité de fécondation d'êtres, de pensées et d'images, que l'on voit souvent les phénomènes de l'extase et de la fusion en Dieu se produire chez le croyant. »

La prière peut momentanément annihiler le corps et en quelque sorte dégager l'âme. Un extatique n'a pas craint d'écrire : « L'Illumination entraine les extases, les ravissements, la liquéfaction, l'évanouissement, les baisers, l'embrassement, l'allégresse, l'union, la transformation, les noces, le mariage. Et toutes ces choses sont pour ceux qui ne les ont point éprouvées ce que les couleurs sont aux aveugles et l'harmonie aux sourds ». Sainte Catherine de Sienne raconte qu'elle trouva dans la prière et dans l'extase qui n'est qu'une forme plus élevée et plus concentrée de la prière, des joies et des révélations extraordinaires, et que Jésus la posséda en de mystiques épousailles.

Angèle de Foligno disait à son confesseur : « Je fus remplie — en ravissement — d'un amour auquel je ne crains pas de promettre l'éternité, et si une créature me prédisait la mort de mon amour, je lui dirais : tu mens ! et si c'était un ange, je lui dirais : je te connais, c'est toi qui es tombé du ciel. »

Un autre mystique, Rusbrock, qu'on a surnommé l'admirable, transmettait à son biographe Sirius à peu près la même pensée : « Toutes les jouissances de la terre ne sont rien auprès de la jouissance dont je parle : car c'est ici Dieu qui coule au fond de nous avec toute sa pureté, et notre âme n'est pas seulement emplie mais débordée. Cette expérience est la seule lumière qui puisse montrer à l'âme l'épouvantable misère de ceux qui vivent sans amour ». Quand une âme peut ainsi s'élever par la prière au-dessus du corps et de ses misères physiologiques, n'est-il pas rationnel d'admettre qu'elle puisse aussi triompher de la douleur et même enrayer un processus pathologique, en un mot produire un miracle ? Les faits sont là, indiscutables, et les plus incrédules sont bien près d'en admettre la réalité encore inexpliquée.

III.

Si un prêtre sait diriger à propos la prière chez un croyant, s'il sait l'orienter vers un but déterminé, il peut en obtenir un réel effet thérapeutique, et cela par le même procédé et sans doute le même mécanisme qu'un hypnotiseur peut guérir une hystérique ou un névropathe quelconque.

Sainte Thérèse, qui fut trois ans paralysée, guérit en priant ardemment Saint Joseph. L'histoire de sa maladie est bien curieuse. Voici comment elle en fait elle-même le récit :

« Mes défaillances, dit-elle, augmentèrent, et il me prit un mal de cœur si violent qu'il inspirait de l'effroi... J'étais presque toujours sur le point de m'évanouir. Souvent même je perdais entièrement connaissance. Je sentais un feu intérieur qui m'embrasait. Les nerfs se contractaient, mais avec des douleurs si intolérables que je ne trouvais, ni jour ni nuit, un instant de repos. A cela venait se joindre une profonde tristesse. »

Elle tomba ensuite dans une sorte de léthargie qui dura quatre jours. On lui donna l'extrême onction. « Quand je revins à moi, dit-elle, je trouvai sur mes yeux jusqu'à de la cire tombée du flambeau qu'on avait approché pour voir si je n'avais pas cessé de vivre... Déjà dans mon couvent, la fosse qui attendait mon corps était ouverte depuis un jour et demi ; et déjà, hors de cette ville, dans un monastère religieux de notre ordre, on avait célébré pour moi un service funèbre.

« De ces quatre jours d'effroyable crise, il me resta des tourments qui ne peuvent être connus que de Dieu. Ma langue était en lambeaux, à force d'avoir été mordue. N'ayant rien pris dans tout cet intervalle, faible d'ailleurs à ne pouvoir respirer, j'avais le gosier si sec qu'il se refusait à laisser passer même une goutte d'eau. Je sentais tout mon corps comme disloqué et de grands vertiges à la tête. Les nerfs étaient tellement contractés que je me croyais en quelque sorte ramassée en peloton. »

A la suite de cette crise, elle resta paralysée pendant près de trois ans. Puis elle adressa d'ardentes prières à Saint Joseph et guérit. « Il fit, dit-elle, éclater à mon égard sa puissance et sa bonté ; grâce à lui, je sentis renaitre mes forces, je me levai, je marchai, je n'étais plus frappée de paralysie. »

L'effet curatif de la prière en cette circonstance n'est pas douteux. Mais il est vrai de dire que Sainte Thérèse, tout en étant une hystéro-épileptique, était une âme affinée, essentiellement subtile et féminine, capable de donner de merveilleux spectacles à ses idées dans son for intérieur.

Pourtant l'action thérapeutique de la prière peut s'exercer aussi sur des esprits peu cultivés et mêmes grossiers.

Je fus appelé un jour chez la femme d'un sacristain d'une paroisse que je ne nommerai pas. Cette femme qui approchait de la ménopause, présentait des symptômes aussi pénibles que variés, douleurs dans le ventre, difficultés à digérer, vertiges, pandiculations, tous phénomènes qu'elle mettait sur le compte des vents, selon sa propre expression.

— Je le sens, me disait-elle, ce sont les vents qui me gênent ; il faudrait que je puisse rendre les vents.

Je vis à qui j'avais affaire ; je ne tentai pas de la raisonner, c'eût été peine perdue. Je résolus de faire l'empirique et de la guérir par la suggestion vigile.

Je l'examinai le plus sérieusement du

monde, lui palpai le ventre longuement et enfin je m'arrêtai en un point.

— C'est ici, fis-je.

— Les vents, n'est-ce pas ?

— Oui, je les sens.

Je prescrivis de prendre trois cuillerées à café par jour du mélange que voici :

Infusion de badiane 100 gr.
Teinture d'anémone pulsatile X gouttes.

Mais il fallait rendre ce singulier médicament efficace, en un mot faire la suggestion qui seule devait agir.

Pour cela je tins à ma malade un petit discours de cette façon.

— Comme vous l'avez fort bien deviné, madame, ce sont les vents qui vous rendent malade. Il faut donc à tout prix vous en débarrasser. Pour cela j'ai recours à un remède énergique, mais d'un effet certain. Je vous prescris d'abord de la badiane. C'est une plante carminative. Or carminatif vient du latin *carmi-*

nare qui veut dire chanter. J'espère que la badiane fera chanter vos entrailles. J'y ai ajouté de l'anémone pulsatile. Anémone vient du grec ανεμος qui veut dire vent et pulsatile veut naturellement dire pousser. C'est donc un médicament qui pousse, qui chasse les vents.

Le sacristain qui avait assisté à ce petit discours, était absolument épaté. Il me reconduisit en se courbant jusqu'à terre. Pendant quinze jours il venta plus dans la sacristie que sur l'Euripe d'antique mémoire. La femme se trouvait de mieux en mieux et la guérison me paraissait proche.

Mais, au bout de ce temps, je ne sais pour quelle raison, elle se persuada qu'elle avait des mouches dans le ventre. J'eus recours de nouveau aux médicaments suggestifs : strychnine, atropine, morphine, ciguë, belladone, à doses infinitésimales, bien entendu, poudre d'yeux d'écrevisses, sang de pigeons, poudre d'écorce de baobab, cataplasmes de foie de renard. Rien n'y fit, mon truc était éventé.

Comme cette femme était très pieuse et fréquentait beaucoup l'église, je demandai au sacristain de m'aboucher avec son confesseur. Quand je proposai au prêtre de la guérir par la prière, il fut au moins aussi épaté que le sacristain lors de mon intervention contre les vents. Néanmoins il consentit à se conformer à mes indications. Il prescrivit une neuvaine, promettant la guérison comme certaine si la prière était ardente et sincère.

Le dixième jour la femme du sacristain n'avait plus de mouches dans le ventre. Elle avait été sauvée par la foi, guérie par la prière.

Il y a quelques années je me trouvais à Biskra. J'allai visiter la magnifique villa Landon qui se trouve aux portes de la ville indigène. Je laissai ma carte à l'arabe qui m'avait servi de guide. Il la lut.

— Médecin, me dit-il, c'est comme toubib.

— Oui.

Je compris qu'il voulait me demander quelque chose. Après bien des réticences, après bien des hésitations, il finit par m'avouer son cas. Un sorcier juif avec qui il avait eu une dispute, lui avait jeté un sort et depuis il était impuissant.

Je me mis alors à l'interroger.

— Combien as-tu de femmes ?

— Deux.

— Combien de fois par semaine leur accordes-tu la part de Dieu ?

— Tous les soirs.

— Comment ? A toutes les deux chaque soir ?

— Autrefois oui, mais depuis quelques années à une seule.

— T'es-tu déjà soigné pour cela ?

Il tira de dessous son burnous un papier crasseux. C'était une ordonnnance d'un médecin des environs de Reims qui était venu comme moi visiter la villa Landon et à qui mon arabe avait aussi conté son cas. Il lui prescrivait des toniques et de l'arséniate de strychnine.

— Tu as pris cela ? lui demandai-je.

— Oui.

— Mais cela ne pouvait qu'aggraver ton mal.

— Pourquoi ?

— Parce que c'est de la mort-aux-rats.

Il entra dans une grande colère, menaçant d'aller casser les reins au pharmacien de Biskra.

— Tu ne peux te guérir avec des médicaments. C'est Yblis qui t'a lié; Allah seul peut te délier.

— Tu n'es donc pas un roumi ?

— Si, mais j'admire Mohamed le prophète, comme j'admire Jésus, l'autre prophète.

— Mais comment faire ?

— Il faut prier.

— Mais je prie tous les jours.

— Où ?

— Ici ou ailleurs.

— Cela ne suffit pas. Deux fois par jour, pendant sept jours, tu te rendras à la mosquée, tu te prosterneras dans le mirhab, la face tournée vers l'Orient, et tu prononceras la formule sacrée, la prière par excellence : *Lâ ilâha illa allâhû*, *Muhammed rasul allachi*. Pendant tout ce temps tu ne t'approcheras pas de tes femmes et les laisseras en paix. Le soir du septième jour tu choisiras celle que tu préfères, et tu prieras encore avant de t'approcher d'elle, car la prière reconstitue les forces psychiques et l'état moral de l'homme. Si tu te conformes à ces prescriptions, je te jure que le sort que le juif t'a jeté sera rompu et que tu redeviendras un homme.

Il s'agissait manifestement d'un cas d'impuissance psychique. On avait noué l'aiguillette à cet arabe. Je pensai que la suggestion pouvait le guérir.

Je ne m'étais pas trompé, car quelques jours après mon retour, je recevais de Mohamed-ben-Hadji-ben-Okbi, instituteur à Sidi-Okba, une oasis à quelques lieues de Biskra, une lettre où il me disait : « Ahmed, le gardien de la villa Landon est guéri ; il vous considère comme le plus grand toubib de l'univers et, si vous vouliez embrasser l'Islam, il vous placerait dans son estime au-dessus de notre glorieux prince des croyants, l'émir El-Moumenin. »

IV

Sainte Thérèse écrivait : « Le premier pas fait vers la sainte table pour communier, change subitement mon âme, la purifie, rend même la santé à mon corps, remplit de lumière mon entendement et me restitue cette force et ces désirs que j'ai d'ordinaire. »

En effet, la communion sous la forme eucharistique, telle que la pratiquent les Chrétiens, peut devenir un admirable levier pour soulager l'âme de ses mélancolies et le corps de ses misères.

Le récit sur lequel repose cet adorable mystère est connu de tous. Jésus, le prophète de Nazareth, sentant sa fin approcher, réunit ses disciples dans un banquet, et leur dit, en leur présentant le pain : *Accipite et manducate, hoc est corpus meum,* et leur présentant le vin : *Accipite et bibite, hoc est sanguis meus.* Quel sens le galiléen attachait-il à ces paroles, si jamais il les prononça ? On ne sait. Mais, pour les prêtres chrétiens, cela voulait dire : « Mangez cette nourriture d'amour où je revivrai et qui nourrira vos âmes comme vos corps ; et ceux qui, comme vous, mangeront cette manne céleste, ce pain des anges, seront forts pour la lutte de la vie. Au lieu de marcher dans les ténèbres de la mort, ils marcheront à la lumière et à la vie éternelle. Hommes, vos âmes ont soif d'amour, aspirent vers l'au-delà, *quemadmodum cervus desiderat ad fontes aquarum.* Je serai le fiancé divin qui descendra du ciel pour mettre à leur doigt l'anneau mystique qui scellera des noces éternelles. Je serai le feu sacré qui enflammera vos âmes pour en faire jaillir les flammes resplendissantes de la force, de la vertu, de la félicité. A tous les déshérités de la terre, à tous les misérables qui auront soif d'amour, je crierai : venez à moi. Prenez place au banquet des mystiques Eucharisties. A tous je donnerai le baiser de foi et d'amour. »

Quel puissant viatique et quelle source d'énergie morale pour le fidèle malade, dans cette union avec Dieu qui se donne en pâture pour vivifier l'âme et le corps. Cette communion mystique réjouit l'âme et la transporte d'allégresse, puis l'âme rayonne sur le corps et ranime les sources de la vie.

J'ai soigné pendant plus de six mois un jeune séminariste qui souffrait d'un tic de la face très douloureux et très disgracieux. J'essayai sans succès un peu de tous les moyens et j'allais me décider à l'abandonner. Mais, il y a trois mois, il fut ordonné prêtre. Je vis son directeur spirituel qui l'aimait beaucoup.

— Je désespère, lui dis-je, de guérir ce jeune homme. Mais, dans quelques jours, il va dire sa première messe. Croyez-vous qu'il ait la foi ?

— Oui, j'en suis sûr, une foi ardente. Il croit de toutes les forces de son âme.

— Alors sa foi pourra le sauver. Entretenez-le dans cette idée qu'il guérira le jour où il dira sa première messe, s'il prie ardemment dans ce but. Assurez-le qu'il doit prendre à la lettre les paroles de l'introït : *Introibo ad altare Dei, ad Deum qui lætificat juventutem meam.* Dites-lui que ce n'est pas là une simple image et que le contact de Dieu vivifie aussi bien les corps que les âmes, qu'il va réellement monter à l'hôtel du Dieu qui réjouira sa jeunesse et le sauvera de son infirmité.

Quinze jours après, quand il apparut, revêtu des ornements sacerdotaux, pour dire sa première messe, il était rayonnant de joie et d'espérance, comme transporté dans un autre monde, étranger à lui-même et à tout ce qui l'entourait, hypnotisé en quelque sorte par l'idée de la divinité. Son tic ne se manifesta pas pendant toute la durée de la cérémonie et aujourd'hui il n'en parle plus que comme d'un mauvais souvenir.

Ces faits sont indiscutables et plus fréquents qu'on ne croit. Il s'en produit un grand nombre à Lourdes et dans une foule d'autres pélerinages. Mais ce sont choses connues et je ne veux pas en parler, d'autant mieux que bien souvent il s'y mêle une part de charlatanisme et de supercherie qui empêche de diagnostiquer la vérité de l'erreur, la fourberie cynique de la foi sincère.

Mais un fait ne s'en dégage pas moins de tout cela : c'est que la prière, bien dirigée, peut devenir un puissant moyen de guérison dans la cure des maladies.

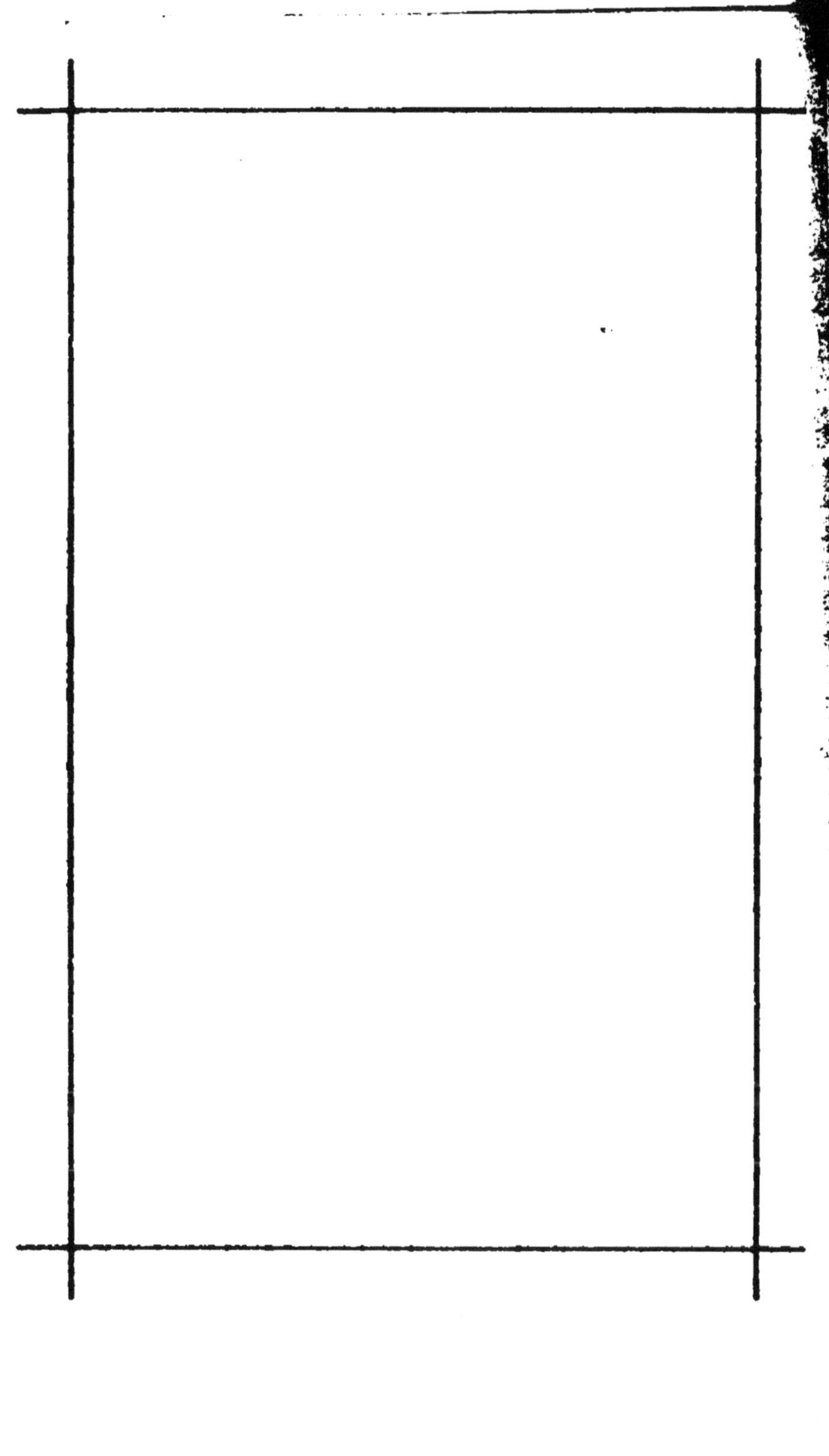

TABLE DES MATIÈRES

TYPOGRAPHIE

EDMOND MONNOYER

LE MANS (SARTHE)

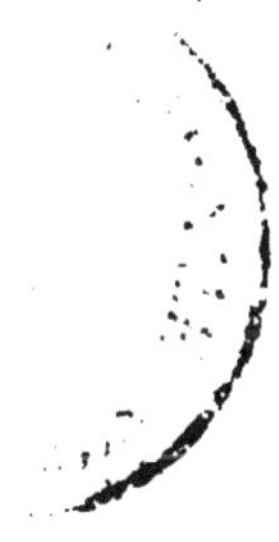

www.ingramcontent.com/pod-product-compliance
Ingram Content Group UK Ltd.
Pitfield, Milton Keynes, MK11 3LW, UK
UKHW020918180726
13838UKWH00002B/617